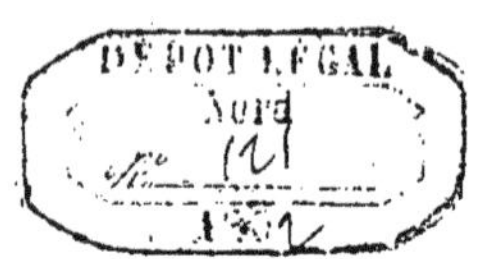

L'ASPHYXIE DES EXTRÉMITÉS

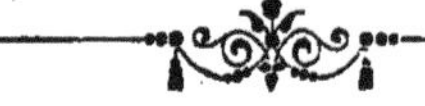

Symptôme d'insuffisance rénale

PAR

Le Docteur Georges DUBIQUET

LILLE

LE BIGOT FRÈRES, IMPRIMEURS-ÉDITEURS

25, Rue Nicolas-Leblanc, 25

1902

L'ASPHYXIE DES EXTRÉMITÉS

Symptôme d'insuffisance rénale

PAR

Le Docteur Georges DUBIQUET

LILLE

LE BIGOT FRÈRES, IMPRIMEURS-ÉDITEURS

25, Rue Nicolas-Leblanc, 25

1902

A LA MÉMOIRE DE MON FRÈRE

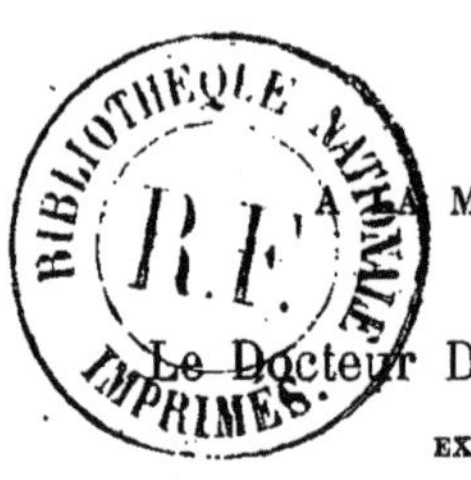

Le Docteur DUBIQUET, Auguste-Camille,

EX-INTERNE DES HÔPITAUX

LAURÉAT DE LA FACULTÉ DE MÉDECINE ET DE PHARMACIE DE LILLE

MÉDECIN AIDE-MAJOR DE 1re CLASSE

Décédé à Tuggurth (Algérie), le 22 février 1896

A MES PARENTS

A MES AMIS

INTRODUCTION

Dans un récent travail, M. Marc Gibert (thèse de Paris, 16 mars 1899), établit qu'il y a des rapports étroits entre certaines néphrites et la maladie de Raynaud ; et il met ces deux affections sous la dépendance d'une cause commune. La première de ces propositions est indéniable ; les faits sont là pour l'établir et nous en donnerons un nouvel exemple ; — quant à la seconde, si elle peut être vraie dans certains cas, nous ne pensons pas qu'elle exprime toute la vérité ; nous croyons au contraire que, fréquemment, l'asphyxie des extrémités relève de la néphrite, et non pas que toutes deux soient les conséquences d'un même facteur causal. C'est à étayer cette manière de voir que nous voulons consacrer notre thèse inaugurale, en nous basant, d'abord sur les observations des auteurs, ensuite sur un cas inédit que nous avons pu étudier à l'hôpital de la Charité de Lille, dans le service de M. le professeur Combemale, et dont la relation nous a été fournie par M. Ingelrans.

La maladie de Raynaud, au fur et à mesure qu'elle est mieux connue, se complique, comme c'est la règle, d'une multitude d'éléments accessoires et son cadre s'élargit. On est amené, à son sujet, et spécialement à propos de son étiologie, à y voir des relations avec une grande partie de la pathologie. Le temps est passé où l'on pouvait faire rentrer son étude entière dans le cadre d'un travail du genre de celui-ci. On s'occupe, tantôt de ses formes cliniques, graves ou atténuées, tantôt de son traitement, tantôt de sa nature. Certains montrent les rapports qu'elle affecte avec l'artério-sclérose ou l'artérite oblitérante, d'autres insistent sur ses affinités avec des acrotrophonévroses variées. Bref, la bibliographie qu'elle comporte nous défend de l'envisager dans sa totalité et nous n'avons pas l'intention de redire pour la centième fois ce qui est, dès longtemps, devenu classique. Néanmoins, nous ne pouvons nous dispenser de consacrer notre premier chapitre à une étude d'ensemble de l'affection, de manière à ce que l'on sache où en sont nos connaissances sur le sujet, tout ou moins d'une manière brève et générale.

Nous rapporterons ensuite ce que l'on connaît de l'association des néphrites avec l'asphyxie des extrémités, en y joignant l'observation de notre malade. Puis, nous considérerons à part les troubles vaso-moteurs que l'on peut observer dans les néphrites, ce qui nous permettra alors, au chapitre suivant, d'étudier la pathogénie de la maladie de RAYNAUD au cours de l'insuffisance rénale. On trouvera à la fin un chapitre sur le diagnostic du symptôme dont nous nous occupons, son pronostic et son traitement ; la bibliographie qui se rapporte directement à notre point spécial, sera indiquée au cours de ces chapitres.

Le malade que nous avons observé et les observations analogues à la sienne nous ont convaincu de l'intérêt du sujet par nous choisi. Nous pensons être dans la réalité en les présentant comme nous venons de le dire et en les plaçant dans ces rapports réciproques. Assurément, tous les cas de maladie de RAYNAUD ne reconnaissent pas une origine toxi-rénale, mais nous voulons uniquement indiquer une possibilité qui se réalise à coup sûr plus d'une fois. On en jugera d'ailleurs en parcourant ces lignes.

Avant de commencer, nous avons à cœur d'adresser ici nos sincères remercîments à M. le professeur COMBEMALE, doyen de la Faculté, qui a bien voulu accepter la présidence de notre thèse. Nous lui en sommes profondément reconnaissant.

M. le docteur INGELRANS, chef de clinique à la Faculté, médecin des hôpitaux, nous a donné l'idée du présent travail. Nous lui devons l'observation inédite qui lui sert de base et il nous a, en outre, été d'un grand secours au point de vue bibliographique. Nous le prions de croire à toute notre gratitude pour l'aide qu'il nous a apportée.

CHAPITRE I

L'asphyxie des extrémités

Dans sa monographie, qui date de 1862, Maurice Raynaud s'exprime ainsi : « Je me propose de démontrer qu'il existe une variété de gangrène sèche, affectant les extrémités, qu'il est impossible d'expliquer par une oblitération vasculaire ; variété caractérisée surtout par une remarquable tendance à la symétrie, en sorte qu'elle affecte toujours des parties similaires, les deux membres supérieurs ou inférieurs, ou les quatre à la fois, plus dans certains cas le nez et les oreilles, et je chercherai à prouver que cette espèce de gangrène a sa cause dans un vice d'innervation des vaisseaux capillaires. » En 1874, le même auteur publia un nouveau mémoire sur la nature et le traitement de l'asphyxie locale des extrémités, dans lequel il décrivit six nouveaux cas ne comportant pas de gangrène.

Il s'agit donc d'une maladie gangréneuse, précédée d'une phase d'asphyxie des extrémités, qui représente le premier stade de la maladie, *stade auquel elle peut d'ailleurs s'arrêter*.

Tous les observateurs sont d'accord sur ce fait que les femmes sont atteintes de préférence aux hommes. RAYNAUD trouve parmi ses malades quatre femmes sur cinq. C'est le chiffre indiqué par GRASSET (*Maladies du système nerveux*) et WARREN (*Boston med. and surgic. Journal*, 1879, I, p. 25). MORGAN compte plus tard 54 femmes contre 39 hommes (*Lancet*, 1889, II), ce qui est sensiblement différent. CASSIRER indique 62 pour cent de sujets du sexe féminin, et MONRO arrive aux mêmes chiffres (*Raynaud's disease*. Glasgow, 1899). La moindre prédisposition de l'homme n'est donc pas si accentuée que le croyaient les auteurs du début.

En ce qui concerne l'âge, RAYNAUD signale l'asphyxie des extrémités entre 18 et 30 ans. Quelques cas surviennent dans l'enfance ; après quarante ans, ils sont rares. WEISS trouve 70 pour cent des observations avant trente ans (thèse DORPAT, 1893). CASSIRER note les âges suivants, sur un ensemble de 168 faits :

De 0 à 5 ans	22
— 5 — 10 —	8
— 11 — 20 —	25
— 21 — 30 —	40
— 31 — 40 —	27
— 41 — 50 —	28
— 51 — 60 —	10
— 61 — 70 —	6
au delà de 70 ans	2

Le cinquième lustre de la vie comporte le maximum des cas. FRIEDEL a publié le plus précoce : c'était

chez un enfant de six mois (thèse de Greifswald, 1889).
D'autre part, HENRY a vu la maladie de RAYNAUD débu-
ter chez une femme de 77 ans (*American Journal of
medical sciences*, 1894, p, 10) et RENON et FOLLET l'ont
signalée au même âge (*Semaine médicale*, 1898, p. 286).

L'asphyxie des extrémités est, à coup sûr, une
affection rare. Actuellement toutefois, plus de trois
cents observations en ont été publiées et l'on ne
s'attache plus qu'à celles qui offrent quelque parti-
cularité (ACHARD et LÉVI, 1901). Il n'est pas douteux
que la maladie est exceptionnelle, en ce qui se rapporte à ses formes sévères, car les formes atténuées
sont beaucoup plus communes. MONRO en compte à
peu près un cas sur 3000 malades ; sur 7000 malades
de la clinique d'OPPENHEIM, CASSIRER en note cinq,
encore aucun d'eux ne s'accompagnait-il de gangrène.

Les professions dans lesquelles on s'expose au
froid et à l'humidité sont plus spécialement frappées.
Les blanchisseuses viennent en tête. RAYNAUD, dans
une observation, signale un homme qui travaillait
dans le plomb. SAINTON a publié un fait similaire
dans la *France médicale* (1881, p. 221).

La maladie serait moins fréquente en Allemagne
qu'en Angleterre et en France. L'hérédité est possible,
si l'on en croit RICHARD, HOCHENEGG, COLMAN, MORIEZ,
DE BRAMANN. Dans ce dernier exemple, trois frères
furent atteints successivement (*Centralblatt. für Chirurgie*, 1889). Le tempérament névropathique constitu-
tionnel et héréditaire intervient à n'en pas douter.
Fréquemment, dans la famille, on note des affec-

tions du système nerveux. Ainsi, dans une observation de Weiss, la grand'mère est morte d'une affection organique du cerveau, la mère a une hystérie grave, une sœur est hystérique avec accès de mélancolie, un frère est atteint d'une psychose intermittente. Chez Aitken (*Lancet*, 1896), le père est alcoolique, la mère épileptique, un frère a une sciatique. L'hérédité directe est encore plus intéressante. Raynaud, dans l'observation 15 de sa thèse, dit que l'enfant d'une de ses malades a souffert d'asphyxie locale jusqu'à cinq mois. Cassirer rapporte que la mère d'une de ses malades a de l'asphyxie depuis sa jeunesse. Chez Beale (*British med. Journ.*, 1887) c'est le père et les deux frères qui sont également pris et on en possède bien d'autres exemples.

Raynaud attachait une importance considérable à la menstruation. Il pensait que l'interruption des règles était souvent à la base de la maladie et qu'une grande amélioration, et même la guérison, survenait quand les règles réapparaissaient. Cette opinion est possible, mais nullement démontrée. Les excès sexuels semblent avoir joué un rôle causal dans une observation de Sganga (*Riforma medica*, 1893).

Tout récemment Brasch signale l'influence du traumatisme (*Berl. Gesellsch. für Psych.*, 1899). — La chlorose et l'anémie sont incriminées par beaucoup : nombre de malades ont une santé précaire. Les grandes fatigues corporelles interviennent aussi quelquefois, comme l'a vu Myrtle, chez un colonel de 46 ans qu'il fallut amputer pour gangrène, à la suite de surmenage physique considérable (*Lancet*, 1863).

La fatigue intellectuelle ne laisse pas non plus que d'amener parfois cette asphyxie, au moins est-ce probable. Il en faut dire autant des émotions et des frayeurs. Ainsi Défrance signale un enfant de huit ans qui a un accès après une excitation un peu vive (thèse de Paris, 1895). Une femme, vue par Dehio, entre d'emblée dans la maladie dont nous parlons, après une tentative de viol (*Deuts. Zeitsch. f. Nerven-heilk.*, 1893, p. 1).

L'influence passagère ou durable du refroidissement et de l'humidité a été notée plus haut. Très fréquemment, les gens qui sont atteints plus tard d'asphyxie des extrémités manifestent auparavant une excessive sensibilité au froid. Pour Legroux (*Ann. de dermatol.*, 1892, p. 184), les engelures et la maladie de Raynaud sont deux degrés de ce qu'il nomme dystrophie nécropathique. Nous n'avons pas à discuter cette opinion ; en tout cas, la première atteinte arrive assez souvent en hiver. Le cocher dont parle Urbants-chitsch (*Gesellsch. der Aerzte in Wien*, 30 mai 1890) devient malade après avoir été exposé à une violente tourmente de grêle.

A côté de cela, on ne doit pas oublier que Raynaud a vu les premiers symptômes apparaître pendant la canicule. — Les applications chaudes sur les mains sont même de nature à augmenter parfois les accidents. Tannahill (*Glasgow med. Journ.*, 1888) note l'asphyxie apparaissant après un bain chaud ; Pasteur (*Lancet*, 1889) cite un cas analogue.

Cette revue étiologique n'est pas encore terminée. Les maladies infectieuses et les intoxications y revendiquent une place notable. La notion du paludisme a été introduite par RAYNAUD, et confirmée par DUROZIEZ et CALMETTE (*Rev. de méd. milit.*, 1877). La grippe peut entraîner cette névrose vaso-motrice : on la trouve indiquée par FAURE-MILLER, par DARDIGNAC (*Revue de chirurgie*, 1892) par LAURENTI (*Riforma medica*, 1894). Même influence de la dothiénentérie (RICHARD. *Union médicale*, 1889), du typhus (FISCHER, *Arch. f. klin. Chir.* 1875), de la diphtérie (POWELL, *Brit. med. Journ.*, 1886), de l'érysipèle, de la fièvre puerpérale, de la scarlatine (CHEVRON, thèse de Paris, 1899), de la lèpre (ZAMBACO, POTAIN).

L. LÉVI (*Arch. de neurol.*, 1895) a montré la fréquence, dans les antécédents, du rhumatisme articulaire aigu. On signale encore la tuberculose (RENON : *Congrès de Paris*, 8 août 1900 — ; URQUHART ; SÉE ; BYERS ; *Lancet*, 26 août 1899), la syphilis, la leucocythémie. La gangrène symétrique peut dépendre de l'alcoolisme (LANCEREAUX, *Union. méd.* 1881), du saturnisme, nous l'avons dit, du diabète, de l'ergotisme (EHLERS). Les cardiopathies, les artérites, l'artériosclérose (BOUVERET, *Lyon méd.*, 1884), les péricardites (WIDAL) sont mentionnées.

En terminant cette très longue liste de causes réelles et supposées, un mot de la coïncidence avec d'autres lésions du système nerveux et avec l'hystérie. L. LÉVI a, en effet, décrit une forme hystérique du syndrome en question. On l'a vue associée à la para-

lysie générale (Iscovesco, *Soc. de biolog.*, 1894) au
mal de Pott avec compression médullaire, à l'épilepsie (Feré, *Iconogr. de la Salpêtrière*, 1891, et *Revue
de méd.* 1892) au tabes (Kornfeld, *Wien. med. Presse*,
1892), — à la lypémanie (Targowla. *Ann. med. psych.*
1892), à la folie dépressive (Ritti, *id.*, 1882), à la
syringomyélie (Gowers), aux névrites périphériques,
à l'hydrocéphalie (Barlow : *Albutt's system of mede-
cine*, VI, 1899).

Comment se présente donc en clinique cette
maladie si étrange d'allure et si caractéristique d'ordinaire ? En voici le tableau habituel :

Elle se compose de trois actes successifs, dont le
dernier, on l'a vu, n'est pas toujours atteint : la syncope locale, l'asphyxie, la gangrène.

D'abord la syncope. L'extrémité attaquée devient
pâle, d'un blanc mat ; la sensibilité disparaît peu à
peu pour le tact et la douleur. Seule, la sensation de
température persiste. Une parésie marquée accompagne ces signes. Ceci arrive par accès qui durent des
minutes ou des heures. Vient ensuite la réaction,
avec sensation d'onglée.

Très souvent se montrent à cette période des sen-
sations paresthésiques et des douleurs. L'accès peut se
répéter plusieurs fois, même vingt à trente fois par
jour. La seconde phase, dite asphyxie des extrémités,
succède à la précédente et peut alterner avec elle.
C'est alors la teinte cyanique qui se produit, soit
blanc bleuâtre, soit violette, soit ardoisée, noirâtre,
comparable à une tache d'encre (Weis dénomme
ceci cyanose régionale, Laveran dit acrocyanose,

Hutchinson acroasphyxie). A ce moment, la pression
détermine une tache blanche qui met longtemps à
s'effacer. Près des ongles, la teinte foncée est encore
plus prononcée qu'à la racine des doigts. Cette coloration peut arriver subitement ou petit à petit. —
Parfois, on note du gonflement des tissus avoisi-
nants. Quand l'asphyxie s'étend à l'avant-bras ou à la
jambe, on voit des réseaux bleuâtres sur ces régions,
semblables à ceux qu'on connaît chez les femmes qui
se servent perpétuellement de la chaufferette.

Le gonflement est un symptôme quasi constant de
la phase asphyxique, tandis qu'au contraire lors de la
syncope, il semble que le volume de la partie malade
soit amoindri. Lauer a mesuré la troisième phalange
du médius droit pendant l'asphyxie et a trouvé six centimètres et demi ; après l'accès six centimètres (*Ueber
locale Asphyxie*. Strasbourg, 1884). Ce gonflement n'est
pas œdémateux, on n'y peut pas creuser de godet.

La température a été également étudiée par Lauer.
Il trouve par exemple, au bras 33° 5, à l'avant-bras
31° 8, à la main 30°, aux doigts 25° 8. — Marchand note
13° 1/2 à la main et 13° 1 aux doigts à un moment où
la température de la salle était de 12° 5 (*Journal des
connaissances médicales de Nantes*, 1837, d'après Raynaud). Hösslin (*Münch. med. Woch.*, 1888) a repris ces
mesures thermométriques : il constate que la chaleur
des régions atteintes est extrêmement faible et qu'elle
peut être inférieure de quatre degrés à celle de l'air
extérieur. Après l'accès, on peut trouver une différence
de vingt degrés en plus.

On voit des malades plonger leurs mains dans de l'eau à 40 degrés et les conserver froides et cyanosées. BERNHARDT pique une main malade et en fait sortir une goutte de sang noir ; de l'autre côté, qui est sain, le sang est rutilant (*Archiv für Psychiatrie*, XII).

Ceci s'accompagne de douleurs assez violentes, brûlures, élancements, fourmillements exaspérés par les attouchements et les pressions. L'anesthésie est absolue : le malade ne peut plus prendre aucun objet. INGELRANS (*communication orale*) a vu une femme qui était parfois obligée de se mettre au lit avec son chapeau sur la tête, faute de pouvoir en enlever l'épingle d'attache lorsque personne près d'elle ne venait l'aider.

Au bout d'un temps variable, l'asphyxie disparaît. Les taches sont d'abord noires, livides, puis d'un rouge foncé. Peu à peu, elles retournent à leur coloration normale, ou bien en restent à l'état syncopal. Nous devons signaler ici que l'asphyxie peut s'installer d'emblée, sans avoir été précédée de syncope locale. WEISS compte 12 de ces cas sur 17.

Le pouls devient petit et s'accélère. LOUIS a constaté que dans l'intervalle des accès, il y a un léger état spasmodique des parois de l'artère radiale avec hyperthermie permanente de la main. Pendant la vasodilatation qui succède immédiatement à la crise, le pouls prend une amplitude considérable (thèse de Paris, 1895). Les veines régionales apparaissent dilatées et gonflées de sang noir.

La durée de l'asphyxie peut n'être que de quelques

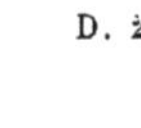

D. 2.

instants. Elle peut aussi se compter par jours. Elle
peut se reproduire une ou plusieurs fois quotidienne-
ment ou ne se représenter qu'à de fort longs inter-
valles.

En dernier lieu on décrit la gangrène. Il s'agit
cette fois, non plus seulement de troubles vaso-
moteurs, mais de troubles trophiques. Dans les cas
types, elle naît à la suite des accidents variés que
nous venons d'indiquer. Ce sont d'abord de petites
bulles, remplies d'une sérosité sanguinolente ou à
contenu noirâtre. Elles crèvent et laissent à leur place
des excoriations et des ulcérations. Quelquefois, l'épiderme ne détache d'emblée.

La gangrène se présente suivant trois modalités :
phlyctènes, parcheminement, escarres. Les premières
ulcérations se sont cicatrisées et rétractées. Un tuber-
cule conique se constitue, juste au niveau de la racine
de l'ongle. Petit à petit, la pulpe du doigt offre de
nombreuses cicatrices blanchâtres et déprimées. Les
ongles peuvent tomber ; la peau devient chagrinée.

Dans le parcheminement, la peau est desséchée,
amincie, ridée et de couleur fauve. Elle est d'une
dureté ligneuse. — Une autre modalité est caractérisée
par la production d'escarres qui se détachent, laissant
à nu les papilles du derme. Des bourgeons charnus
viennent, par la suite, amener la cicatrisation. La
durée de tout ce processus est éminemment variable
et dépend de l'étendue des surfaces gangrénées. La
cicatrisation de toute une phalange peut demander de
deux à quatre mois ; quelques semaines suffisent

pour une gangrène limitée. Les cicatrices sont longtemps recouvertes, quelquefois près d'un an, d'une
croûte qui tombe et se renouvelle incessamment.

C'est une gangrène sèche : elle peut-être, au contraire, humide. Entre les deux formes, aucune différence capitale à tel point qu'on peut les voir toutes
deux chez un même sujet. — Cette gangrène fait
éprouver au malade des fourmillements, une chaleur
brûlante, puis des douleurs irradiées dans tout le
membre. Ces douleurs coïncident avec l'anesthésie
des régions attaquées.

La maladie de RAYNAUD frappe symétriquement
les extrémités (doigts, orteils, nez, oreilles). Toutefois,
cette symétrie n'est pas toujours observée, et d'autre
part, d'autres parties du corps peuvent être touchées,
la région sternale, par exemple, les joues, ou même
tout un membre. En général, ce sont les doigts et
surtout les phalangettes : la symétrie n'y est pas
forcément parfaite, surtout au début. On peut également observer l'asphyxie à une seule main, ou à un
seul pied. COLSON, DOMINGUEZ, GERMER, EICHHORST,
PASTEUR, ZELLER, MINOR, SMITH, ANDERSON, PARKINSON
décrivent des asphyxies locales unilatérales. Le
sixième cas du second travail de RAYNAUD lui-même
concerne un homme de 44 ans, chez qui l'asymétrie
était évidente.

Le menton est assez souvent atteint. Des symptômes d'asphyxie locale se sont parfois montrés à la
langue. Une malade de MILLS (*American Journal*, 1878),
après une danse effrénée, vit la pointe de sa langue

devenir bleue. Powell publie un cas d'ulcération de la langue par asphyxie locale. Raynaud a observé la maladie au niveau des mamelles, Blumenthal et Monro aux lèvres ; Schuboe, Weiss, Wynhoff, Fischer, Mendel, aux joues ; Schuboe aux fesses (*Nord. med. ark.*, 1869) ; Weiss aux grandes lèvres, etc. — Des membres entiers sont quelquefois en jeu. Barlow signale un fait où on dut pratiquer une amputation au tiers moyen de la jambe. Spillmann (*Médecine moderne*, 1894) a vu la gangrène des deux mains jusqu'aux poignets, des deux pieds, des oreilles et du bout du nez. — Cas d'Hauptmann (*Medical Record*, L, p. 459) : gangrène des extrémités inférieures jusqu'à deux pouces au-dessous du genou, plus tard gangrène des extrémités supérieures jusqu'à trois doigts au-dessous du coude, nez et oreilles asphyxiques. — Cas d'Affleck (*Brit. med. Journ.*, 1888) : le pied est gangréné d'un côté. On l'ampute et on constate que les vaisseaux sont normaux.

L'état général du malade reste satisfaisant. Il ne survient pas de fièvre ; aucun phénomène morbide du côté des viscères, réserve faite pour quelques troubles associés. L'appétit est conservé, la respiration est facile.

Raynaud signale expressément l'intégrité du cœur et des vaisseaux.

L'affection dont nous venons d'exposer les grandes lignes procède par accès qui se renouvellent pendant une durée fort longue. En ce qui concerne la syncope locale, c'est-à-dire la première étape, il est des exemples où elle a été ininter rompue pendant huit ou dix jours, sans aller plus loin (Lamotte et Volfius).

La symétrie, qui est de règle, ne veut pas dire simultanéité. Dans un cas d'Hallopeau, les troubles durent six mois d'un côté avant d'envahir l'autre (*Ann. de dermatol.*,1891). — Très généralement aussi, la terminaison est favorable, même quand il y a gangrène. La sclérodermie peut terminer le processus de Raynaud ; la place nous fait défaut pour insister sur ce point.

Des troubles associés, différents de la sclérodermie, sont assez fréquents. Morel-Lavallée a observé une femme atteinte d'érythromélalgie avec paroxysmes aux mains et qui tout l'hiver souffre d'asphyxie. Potain (*Journ. de méd. et de chir. prat.*, 1897) publie un article sur la maladie de Raynaud existant d'un côté du corps et l'érythromélalgie de l'autre. — On note aussi dans le domaine oculaire des mouches volantes et on peut constater le spasme concomitant des artères rétiniennes. — Dans un autre ordre d'idées, l'hémoglobinurie est parfois associée. La première remarque à ce sujet a été faite par Hutchinson (*Medic. Times*, 1871) ; viennent ensuite Wilks (*idem*, 1879) ; Southey, Dichinson, Druitt (*idem*, 1873) ; Abercrombie (*Arch. of pædiatrics*,1886); Myers, Beale, Bland ; Brandt (thèse, Paris, 1895) ; Defrance, Haig (*Transact. of med. soc. of London*, 1892) ; Barlow, Bristowe et Copeman (*Medic. soc. proceed.*, 1889); Morgan, Osler, Tannahill, Warren, Dyce Duckworth, Henry. Dans tous ces cas, l'hémoglobinurie a été bien et dûment constatée : il semble y avoir plus qu'un rapport de coïncidence entre les deux symptômes et nous rappelons tous ces noms parce que notre thèse roule sur un sujet voisin, les rapports de l'asphyxie des extrémités avec les néphrites.

D'autres complications, moins intéressantes, à coup sûr, existent ; mais nous les laisserons. Il est temps de dire deux mots des formes de la maladie de RAYNAUD. Une forme atténuée se voit souvent ; elle est fréquente, ainsi qu'une forme moyenne dont nous venons de donner une idée. La forme compliquée est celle qui, au lieu de se terminer par gangrène, tourne à la sclérodermie (FAVIER, thèse de Paris, 1880). Enfin, BRENGUES (thèse de Paris, 1896) décrit des formes graves. — Comme évolution, l'intermittence domine la scène. On a des accès trois ou quatre fois en quelques années. A côté de ceci, la forme continue existe, pouvant durer neuf ans, comme l'a vu HUMPHREY (*Brit. med. Journ.*, 1890). Tous les intermédiaires se conçoivent et existent d'ailleurs.

Anatomie pathologique. — Dans l'esprit de son créateur, ce type morbide se caractérise par l'absence totale de lésions vasculaires ou nerveuses. On a entrepris de multiples recherches histologiques sur ce point de la pathologie, mais on doit avouer, avec DEHIO, qu'on n'a point encore pratiqué un examen suffisant des tissus qui peuvent être en jeu dans la maladie de RAYNAUD. Aucun des résultats négatifs n'a trait à un cas assez typique pour qu'avec une absolue sécurité on puisse déclarer que c'est une pure névrose. Aucun des résultats positifs ne permet de certifier que la lésion est bien telle ou telle. Les uns ont constaté des altérations du système nerveux central ou périphérique, les autres des altérations du système circulatoire. Nous pouvons nous dispenser de citer même toutes les opinions sur le sujet, mais on comprend que la pathogénie demeure bien obscure, puisque toute base lui manque ; sur cette pathogénie, cependant, on est en droit d'édifier quelques hypothèses.

Raynaud interprétait la maladie par une théorie centrale : névrose, disait-il, caractérisée par l'exagération du pouvoir excito-moteur des parties centrales de la moelle présidant à l'innervation vasculaire. L'interruption de l'afflux du sang dans les petits vaisseaux serait le résultat d'un spasme produit par l'excitation des vaso-moteurs. Les artérioles resserrées empêchent l'arrivée du sang dans les capillaires. Les veinules en se resserrant envoient leur sang dans les veines plus grosses. Si la constriction des artérioles persiste, tandis que celle des veinules cède, alors le sang noir reflue dans les capillaires, d'où asphyxie locale. — A cette théorie, Vulpian a opposé la théorie périphérique. Une vaso-constriction énergique serait amenée par l'excitation des nerfs cutanés et produite par les ganglions situés sur le trajet des fibres vaso-motrices à peu de distance de leur terminaison.

On en est resté là pour la physiologie pathologique de l'asphyxie des extrémités. On a parlé de bien d'autres choses, même de microbes : rien de moins établi-

Cassirer écrit : « Des parties définies du système nerveux (voies et centres vasomoteurs trophiques) se trouvent dans un état d'excitabilité intense. Cet état peut dépendre d'une anomalie congénitale qui est souvent liée à l'hérédité-névropathique. Il peut se développer à la suite d'influences nocives longues et répétées, comme le refroidissement habituel, les maladies rhumatismales, etc. Cette hyperexcitabilité peut être provoquée aussi sans aucune prédisposition, *soit directement à la suite d'infections et d'intoxications,* soit d'une façon réflexe par lésion des organes périphériques, souvent des vaisseaux, plus rarement des nerfs. » *(Die vasomotorisch-trophischen Neurosen,* 1901).

On écrirait des volumes sur ce sujet. Il faut se borner ; nous en avons dit assez dans cette vue d'ensemble pour permettre un diagnostic souvent aisé de la maladie. On la distinguera de l'onglée qui lui est identique, mais qui est passagère et toujours liée au refroidissement excessif.

Les engelures sont des plaques violacées, persistantes, dont la différenciation d'avec l'asphyxie des extrémités est quelquefois impossible, à telle enseigne que certains ont soutenu leur quasi-identité.

L'acroparesthésie de Schultze *(Deuts. Zeitsch. für Nervenheilk,* 1892) ne se traduit pas par des douleurs, des troubles vaso-moteurs, tout au moins dans sa forme classique. — La maladie de Morvan s'installe lentement, dure de longues années, débute souvent

par une extrémité, s'accompagne de panaris indolo-
res, avec dissociation syringomyélique de la sensibilité, avec amyotrophie, chute des ongles, nécrose
osseuse, etc.

Signalons encore comme cause d'erreur possible
les névrites périphériques, l'œdème bleu hystérique,
la cyanose congénitale, la gangrène sénile, les endar-
térites, l'ergotisme gangréneux, etc. On ne peut tout
citer.

L'asphyxie des extrémités ne menace pas là vie
de son porteur, au moins directement. Pour la guérison, c'est autre chose : des patients guérissent
après un temps plus ou moins long, d'autres souffrent
des années ou toute leur existence. La présence du
stade gangréneux assombrit naturellement le pronostic.

Le traitement prophylactique et le traitement
causal dominent tout. On s'efforce de remonter l'état
général et de lutter contre le tempérament névropathique héréditaire ou acquis. On évite l'action locale
du froid, on emploie localement les frictions exci-
tantes et les lotions froides, les liniments laudanisés
ou chloroformés ; enfin Raynaud a obtenu des résultats encourageants du traitement électrique.

CHAPITRE II

Néphrite et asphyxie des extrémités

On a vu dans le chapitre précédent, toute une série
de causes attribuées à plus ou moins juste titre à la
maladie de RAYNAUD, ainsi qu'une notable quantité de
maladies diverses auxquelles on l'a trouvée associée.
Nous avons à dessein négligé de signaler l'albuminurie.
Conformément au plan que nous nous sommes tracé,
nous devons à présent étudier à part les relations de
l'asphyxie des extrémités avec les affections rénales.

A la séance du 27 février 1880 de la *Société médicale
des hôpitaux de Paris*, M. DEBOVE lut la communication
suivante :

OBSERVATION I (DEBOVE)

*Note sur un cas de gangrène symétrique des extrémités
survenue dans le cours d'une néphrite.*

Zélie P..., 24 ans, entrée à l'Hôtel-Dieu, le 29 juillet
1879. Elle avait toujours joui d'une excellente santé, lors-
qu'au troisième mois d'une grossesse (c'était la première),
en septembre 1878, elle s'aperçut un matin de la bouffissure
de la face et des paupières. Le lendemain, la paroi abdo-

minale, les jambes, les cuisses étaient le siège d'un œdème
qui augmente les jours suivants et devient rapidement très
considérable. Les membres inférieurs, tuméfiés, étaient incapables de supporter le poids du corps. Le ventre était très
distendu, et la malade, obligée de garder le lit, était en
proie à une dyspnée intense. Un peu plus tard, P... res-
sentit pour la première fois des palpitations. Vers cette
époque, elle eut des troubles de la vue, quelques halluci-
nations effrayantes et de la céphalalgie. L'insomnie était
opiniâtre. Peut-être à ce moment y eut il de la polyurie,
car la malade dit que ses urines (dont elle n'a pas mesuré
la quantité) étaient abondantes et claires.

La marche des accidents fut continue ; il y eut cependant,
en novembre, une amélioration notable ; l'œdème disparut
quelques jours. Elle fit à cette date une fausse couche de
six mois, qui n'amena aucune complication. L'œdème
reparut bientôt plus étendu que jamais. Le médecin qui la
soignait retira, par ponction, quatre litres de liquide asci-
tique. Il fit, aux membres inférieurs, des piqûres qui
donnèrent lieu à un écoulement de sérosité abondant.

Elle eut, au commencement de 1879, plusieurs attaques
convulsives avec perte de connaissance et écume à la
bouche. Elles paraissent devoir être rapportées à une intoxication urémique. En mai 1879, un nouvel accident attira
l'attention : la gangrène symétrique des doigts de la main.

Pendant 20 jours, en mars 1879, elle avait pris quoti-
diennement 25 centigr. de seigle ergoté, mais la coloration
noire des doigts débuta seulement deux mois plus tard.
La malade entra le 29 juilllet à l'Hôtel-Dieu, où nous
l'avons observée pour la première fois. L'œdème est considérable et généralisé ; la face est bouffie, violacée ; les
lèvres sont cyanosées, les jugulaires distendues ; la
dyspnée, très intense, va jusqu'à l'orthopnée. Le pouls est

régulier, le choc précordial énergique. La matité du cœur
est augmentée ; l'auscultation ne permet pas de constater
l'existence d'aucun bruit de souffle, mais celle d'un
rythme de galop, qu'il est facile de percevoir aussi par
la palpation. A l'auscultation, on constate l'existence de
râles d'œdème et de congestion, plus nombreux aux bases
des poumons.

L'urine, examinée par l'acide nitrique et la chaleur,
donne un précipité albumineux très abondant. La malade
perdant sous elle la plus grande partie de ses urines, on
n'a pu apprécier la quantité. Elles ne contenaient pas de
sucre. Aux membres supérieurs, on remarque une gangrène symétrique limitée aux extrémités digitales ; la peau
des dernières phalanges est violacée et noirâtre ; l'épiderme est même soulevé sur l'index et l'annulaire gauche
où existent de larges phlyctènes remplies de sérosité. Les
doigts sont très douloureux et, malgré l'intensité de la
dyspnée, c'est cette douleur qui provoque seule les
plaintes incessantes de la malade.

Loin de se limiter, la gangrène fait des progrès les
jours suivants ; elle gagne en surface et en profondeur. Le
3 août, à la main droite, c'est le médius qui est le plus
atteint. L'épiderme a disparu et l'ulcération gangréneuse
s'étend jusqu'aux tissus sous-dermiques. L'ongle tend à
se détacher. Le pouce est le moins malade des doigts de
cette main. Il présente seulement une teinte violacée ; de
même au petit doigt, teinte violacée de l'extrémité et de
la partie antérieure et inférieure. L'index est noir à sa
partie postérieure et inférieure ; en avant, l'épiderme est
d'un blanc mat, et sur toute la largeur du doigt se
voient des traînées violacées. La main gauche est moins
malade ; l'épiderme est soulevé et d'un blanc mat à l'extrémité de l'auriculaire et de l'annulaire. Les trois autres

doigts sont violacés à la partie antérieure et terminale de la dernière phalange. La sensibilité cutanée des doigts est non seulement conservée, mais exagérée. Les douleurs sont plus vives quand les doigts sont exposés à l'air. Température axillaire : 37°7.

Le 4 août, attaque éclamptique, cri initial, convulsions plus marquées du côté gauche du corps. Température axillaire 38° ; le soir, la dyspnée a augmenté, l'asphyxie est prononcée, les pommettes et les lèvres sont violacées. Vomissements alimentaires, selles liquides et involontaires. Le 5 août, température axillaire : 37°5. Diarrhée abondante, vomissements ; l'abattement est plus profond, la dyspnée est peut-être un peu moindre. Mouvements convulsifs partiels dans le courant de la journée.

A la main gauche, la partie mortifiée de l'auriculaire est tombée, laissant à nu les bourgeons charnus.— 6 août. Température axillaire. 36°. Assoupissement. Le 7, l'asphyxie fait des progrès. Température, 37°5 le matin, 36°3 le soir. Mort dans la nuit du 7 au 8 août. Opposition pour l'autopsie.

Il s'agit bien là d'une néphrite ; le fait nous paraît certain. Il y avait, en effet, une forte proportion d'albumine dans l'urine ; il ne s'agissait pas d'une affection primitive du cœur, ainsi que le démontre l'absence de bruit de souffle et d'irrégularité des battements cardiaques. La coexistence d'une affection rénale avec hypertrophie cardiaque et le bruit de galop nous fait adopter l'hypothèse d'une néphrite interstitielle. Dans le cours des néphrites, on voit survenir des gangrènes sur des parties du corps qui sont le siège d'un œdème considérable : il n'y avait pas d'œdème des doigts chez notre malade. Nous ne pensons pas que l'ergot de seigle ait joué un rôle. — Chez notre malade, la gangrène a revêtu une forme spéciale ;

c'était une gangrène symétrique des extrémités. Nous n'en connaissons aucun fait observé dans le cours d'une néphrite. Nous ne croyons cependant pas qu'il s'agisse d'une coïncidence, car nous sommes convaincu que chez les malades rien n'arrive fortuitement.

Raynaud avait bien cité des faits avec albuminurie, mais voilà le premier cas signalé de coïncidence d'une néphrite avec la maladie de Raynaud. En octobre 1882, M. Roques, également à la *Société médicale des hôpitaux*, rapportait un deuxième cas du même genre et il le publiait in-extenso la même année (*Thérapeutique contemporaine*, p. 689). Nous nous garderons de le reproduire, car il se trouve aussi dans la thèse de Grouillard (Paris, 2 août 1884) et dans celle de Marc Gibert. Il s'agit d'une femme de 40 ans, qui entre à l'hôpital en état d'asystolie. Les urines, très albumineuses, se prennent en masse par la chaleur et l'acide nitrique. Les battements du cœur sont énergiques, fréquents et réguliers. La vue est indistincte, les objets aperçus à travers un brouillard. Depuis trois mois, le malade a l'onglée, ses doigts deviennent pâles et comme morts. Le gros orteil droit est froid et très douloureux ; quatre jours après, le gros et le petit orteil droits sont le siège de plaques violacées. La sensibilité y est obtuse, les douleurs atroces. Mêmes phénomènes de l'autre côté, et aux membres supérieurs, sauf aux pouces ; puis des eschares surviennent. L'amblyopie alterne avec les troubles de la circulation périphérique. Les artères de la papille sont plus grêles que normalement. La malade meurt un mois après son entrée. — Ventricule gauche hypertrophié. Les reins sont petits, le droit surtout ; leur surface est irrégulière, la capsule est très adhérente, la couche corticale a presque disparu, la base des pyramides touche presque à la périphérie; on trouve les lésions microscopiques de la néphrite interstitielle. Les artères radiales et pédieuses ne sont point altérées.

Après cette observation si curieuse de Roques, nous rencontrons l'année suivante, en 1883, un cas de Petit et Verneuil dans la *Revue de chirurgie*. C'est celui d'une femme âgée de 27 ans, atteinte de cachexie palustre avec accès intermittents irréguliers. Elle offre une asphyxie locale des extrémités supérieures jusqu'au dessus du poignet et jusqu'au tiers inférieur de la jambe ; le bout du nez et les oreilles sont atteints. Amélioration lente. L'urine renfermait un peu d'albumine. Nous ne tiendrons pas compte de ce fait, car le paludisme nous semble y jouer le rôle capital.

La même année, d'Astros présenta au *Comité médical des Bouches-du-Rhône* (20 juillet 1883) un malade intéressant qui fit l'objet d'une leçon clinique de Fabre (*Gazette des hôpitaux*, janvier 1884, p. 75). En voici l'histoire résumée :

Observation II (résumée) d'Astros.

Le nommé B..., âgé de 54 ans, entre dans le service de de M. Fabre, le 21 janvier 1883. Ce qui appelle d'abord l'attention, c'est le gonflement violacé et manifestement gangréneux de ses deux mains.

Il est malade depuis deux mois. A cette époque, il eut une discussion avec sa femme. Il fut alors pris de malaise et de faiblesse générale. Il présentait des signes de bronchite emphysémateuse avec phénomènes cardiaques. Au niveau du lobule de chaque oreille se développe une large plaque violacée, insensible et froide. De larges taches analogues existaient au niveau des doigts des deux mains et celles-ci étaient refroidies, et d'une sensibilité obtuse jusqu'aux poignets.

A son arrivée à l'hôpital, on l'interroge sur ses antécédents. Il a eu deux attaques de rhumatisme articulaire aigu, à la suite desquelles se développa une maladie de cœur, lui dirent les médecins. Depuis lors, il était sujet aux palpitations. Il existe des habitudes alcooliques.

La face est rouge, pas d'œdème. Les lobules des oreilles ont une coloration violacée très marquée. Les deux mains présentent un gonflement avec teinte cyanotique, occupant tous les doigts et le dos de la main ; les veines s'y dessinent. L'aspect est celui de la gangrène humide. Tous les doigts sont pris. Les lésions sont un peu plus marquées à droite. Peu de douleur. Deux légères taches violacées à la face plantaire des gros orteils.

Râles de congestion aux bases. Cœur hypertrophié : battements sourds. Souffle qui disparaît le lendemain de l'entrée. Les radiales battent admirablement bien. Double souffle intermittent crural.

Les urines sont diminuées ; elles sont noires, contenant des hématies. Beaucoup d'albumine rétractile, pas de sucre. Polyurie depuis quelque temps ; pollakiurie, démangeaisons.

Vers le 30, une diarrhée s'établit qui ne doit plus cesser.

Tendance à l'assoupissement ; délire. Le malade se lève et marche. Quelques épistaxis légères.

Du côté des mains, la gangrène se localise et tend à devenir sèche. Les extrémités des doigts sont absolument noires. Bientôt, les sillons d'élimination s'établissent. — Aux oreilles et aux mains, les taches violacées diminuent.

Au début de février, incontinence urinaire et alvine.— Le 9, l'urine retirée par la sonde laisse déposer des globules sanguins. Petite quantité d'albumine.

Le thermomètre,qui monte à 36°1 dans l'aisselle,reste à 31° dans la paume de la main, où il est maintenu avec de l'ouate. — Troubles du rythme respiratoire ; le pouls est à 100 environ. Décès le 12 février.

Autopsie : légère hémorrhagie du quatrième ventricule. Symphyse cardiaque, sans grand épaississement du péricarde.Le cœur pèse 700 grammes ; aorte athéromateuse. Les artères des membres sont friables ; rien dans les radiales.

Les reins sont très manifestement malades. Ils pèsent 300 gr. chacun. Le rein gauche est surtout congestionné, foncé à sa surface. Le rein droit est jaune, avec quelques points noirs. La capsule se détache très facilement. A la coupe, la substance corticale est augmentée de volume, diminuée de consistance, formée alternativement de stries jaunâtres et noirâtres.

Dans ce rein existent des lésions interstitielles certaines, des lésions cellulaires très probables. Les lésions du stroma du rein apparaissent bien sur des coupes où les cellules ont été chassées par la préparation. Les travées sont épaissies avec des noyaux embryonnaires. En certains points, elles sont devenues complètement fibreuses. Le tissu fibreux est constitué en forme de petites plaques au centre desquelles on constate la présence d'une artère altérée. Quelques artères sont oblitérées. — Quelques

cellules sont desquamées au centre des tubuli contorti.
En somme, on avait affaire ici à de la néphrite mixte, très
probablement.

En 1885, HOCHENEGG (*Wien. med. Jahrbücher*, p. 569)
signale un homme de 51 ans, présentant des troubles
d'origine cérébro-spinale. Scoliose, hydrocéphalie.
Sans cause apparente, il fut pris d'asphyxie locale,
puis de gangrène des mains ; à droite l'index est atteint,
à gauche, la main entière. L'urine renferme de l'albumine.— A l'autopsie, les reins sont gros, déchiquetés.
La substance corticale est criblée de trous. Au sommet
des pyramides du rein droit, existent des traînées
blanches, rayonnantes, granuleuses.

La même année, VAN DER HOEVEN (*Nederl. Tijdschr.
v. Geneeskunde*, 30) publie l'histoire d'une femme de
31 ans qui ressent, sans cause apparente, des douleurs dans les doigts ; puis on voit se développer
l'asphyxie locale et la gangrène sèche des doigts.
Beaucoup d'albumine dans l'urine. Guérison au bout
de trois mois et disparition de l'albumine.

Dans le *British med. Journ.* de 1887 (I, p. 57)
WIGGLESWORTH étudie le cas d'une femme de 26 ans,
qui a eu des accès épileptiques et offre une légère
démence.

Sa main droite n'avait plus qu'un seul doigt,
l'auriculaire. Des autres, il manquait les phalangines
et les phalangettes. A la main gauche, quatre doigts
entiers, mais fléchis ; l'index réduit à une phalange.
Le gros orteil droit n'existe plus, le gauche a une
perte de substance. Mort par épilepsie. — L'urine

contenait un quart de son volume d'albumine. A l'autopsie on constate que les reins pèsent 2 onces 1/2. Ils sont petits ; leur capsule est adhérente, leur surface granulée. Nombreux kystes corticaux.

La même année, dans la *Revue de médecine* (p. 401), cas de Goldschmith. Femme de 50 ans, prise brusquement d'asphyxie, puis de gangrène des doigts. Plaque de gangrène au milieu de la jambe droite. L'urine renfermait 1 p. 100 d'albumine. Dans les reins plusieurs infarctus.

En 1889, Garland (*Journ. of amcric. med. Assoc.*, 13, p. 838) étudie un homme de 32 ans. En hiver, il subit un refroidissement du pied droit après une marche prolongée. Quelques jours après, les orteils changent de couleur et se gangrènent à leur extrémité. Pieds et jambes gonflés et parfois bleus. — Albuminurie : le malade meurt du mal de Bright.

La même année, article de J.-B. Adam (*Transactions of the Honkong med. Society*, Londres, 73-79). Il s'agit d'une Chinoise de 8 ans, admise à l'hôpital pour gangrène avancée des pieds. La maladie a débuté par le pied gauche, qui est devenu bleu et froid. Puis le pied droit, les oreilles, les joues, les bras présentent des taches bleu-noir. Attaques quotidiennes pendant une heure. Les pieds et le tiers inférieur des jambes deviennent noirs et gangréneux ; puis c'est le tour de la main droite. Les pieds tombent d'eux-mêmes au niveau des articulations. Mort. — Les urines contenaient de l'albumine ; au microscope, corpuscules granuleux.

En 1892, cas de HAIG (*St-Barthol. hosp. reports*, XXVIII, 29 à 46). C'est une femme de 47 ans : tous ses doigts sont bleus et luisants. Albuminurie persistante. Bronchite chronique, dilatation et hypertrophie du ventricule gauche, hypertension artérielle.

En 1894, cas d'HENRY (*Amer. journ. of med. sciences*, t. CVII, p. 9). C'est un homme de 55 ans qui a de l'asphyxie des oreilles, du nez, des doigts. L'urine contient du pigment sanguin, plus tard 7 pour 100 d'albumine, puis 35 pour 100, avec des cylindres.

La même année, COLSON note l'albuminurie passagère chez un sujet (*Ann. de la Soc. méd.-chirurg. de Liège*, p. 334) ; de même MORTON (*Journ. of cutan. diseases*, p. 249).

Le 10 avril 1896, au *Congrès de médecine de Nancy*, M. MAGNOL (de Montpellier) communique une observation d'albuminurie, dans laquelle le phénomène primordial semble avoir été l'asphyxie des extrémités. C'est un jeune homme à antécédents artério-scléreux héréditaires, chez lequel se montra de la cyanose des extrémités, sans lésion cardiaque. Deux ans après apparut, à la suite de marches militaires, un œdème notable des jembes et de la face, qui le fit admettre à l'hôpital. On trouva dans ses urines 0 gr. 75 d'albumine par vingt-quatre heures.

En 1896, TCHESCHICHINN signale la gangrène des doigts au cours d'une néphrite.

La même année, AITKEN (*Lancet*, p. 875) voit un homme de 43 ans, d'hérédité névropathique, présentant des symptômes cyanotiques des extrémités depuis neuf ans.

Depuis sept ans, néphrite interstitielle chronique, avec symptômes urémiques, rétinite albuminurique, hémoglobinurie légère. Quand les accès asphyxiques surviennent, la quantité d'urine diminue et l'auteur croit que la vaso-constriction périphérique est accompagnée de vaso-constriction rénale, d'où oligurie : effectivement, l'urine tombe à 100 grammes à ce moment.

En 1898, JACOBY (*New-York med. Journ.*, p. 143) examina un homme de 42 ans, qui a des engourdissements des doigts, depuis six semaines. Le médius a plus que de la syncope ; il est atteint d'asphyxie. Dans la suite, la phalangette tombe ; puis des maux de tête et d'estomac apparaissent. L'urine contient de l'albumine, des cellules épithéliales du rein, des cylindres hyalins et granuleux. Coma, et mort par néphrite interstitielle chronique.

La même année, DICKINSON et HUBER, à la *Société clinique de Londres* (22, IV) indiquent une nouvelle observation. Le 16 octobre 1899, KRONER (*Verein für innere Medicin, in Berlin*) présente un malade brightique depuis neuf années, qui tout à coup a eu des troubles vaso-moteurs du nez, des doigts et des orteils, avec gangrène partielle.

Enfin, dans la thèse de MARC GIBERT se trouve le cas suivant :

OBSERVATION III (*résumée*, GIBERT)

Jeanne P..., 4 ans. Le père est très nerveux et grand fumeur. La malade se plaint de fatigue générale et de céphalées. Elle vomit fréquemment. Un jour, les urines prennent la couleur du café ; des douleurs surviennent dans les jambes et les doigts des pieds et des mains. Albuminurie.

L'enfant a un léger œdème des membres inférieurs, de la bouffissure de la face. Les urines sont rares, foncées, même couleur que dans l'intoxication phéniquée. Albumine très abondante. Dans l'urine, on décèle des globules de pus, des hématies, des cylindres. Elle atteint rarement plus de 200 gr. par jour.

Le 30 juin, attaque d'urémie convulsive : déviation conjuguée de la tête et des yeux. Saignée de 100 gr. Le coma cesse. Le 3 juillet, douleurs au niveau des extrémités ; mains et pieds cyanosés. La peau, au niveau des phalangettes, a une teinte noirâtre. Les extrémités sont douloureuses spontanément par accès : la piqûre de l'épingle n'est pas sentie. Le 8, les trois derniers doigts de la main gauche sont noirs jusqu'à la première phalange. Le 15, apparition de phlyctènes, les phalangettes se parcheminent. Le nez et les oreilles sont le siège de petites ulcérations. Le 26, plaque noirâtre au niveau du sacrum. Les orteils sont durs, noirs, momifiés. Le 4 août, mort.

Autopsie : pas d'étroitesse des artères. Lésions d'endartérite oblitérante au niveau des tissus momifiés. Reins augmentés de volume, pesant 150 grammes, congestionnés. La capsule est adhérente par places. La substance corticale, au niveau des glomérules, est le siège de petites hémorrhagies qui forment un léger piqueté sur la face externe du rein. La substance corticale n'est pas diminuée d'épaisseur. On y retrouve le même piqueté hémorrhagique. La substance médullaire est légèrement décolorée.

Cette dernière observation de GIBERT porte à vingt le nombre des cas publiés où un rapport quelconque entre la maladie de RAYNAUD et la néphrite a été entrevu. Un bon nombre d'entre eux sont allés jusqu'à la gangrène. Quelques-uns se sont arrêtés au stade asphyxique et c'est parmi ces derniers qu'il faudra ranger le fait inédit dont voici la relation et qui nous a amené à étudier le présent sujet :

OBSERVATION IV

(Inédite ; due au Dr INGELRANS, chef de clinique à la
Faculté de Lille, médecin des hôpitaux).

Néphrite chez un homme de 48 ans, alcoolique ; albuminurie, anasarque, dyspnée. — Céphalées, fourmillements, vertiges, crampes, mouches volantes. — Trois ans après, asphyxie des extrémités, débutant par les mains, puis atteignant les pieds.

Le nommé Napoléon van H..., âgé de 52 ans, entre, au début de décembre 1901, à l'hôpital de la Charité de Lille, dans le service de M. le professeur-doyen COMBEMALE, salle Sainte-Catherine, n° 1. Il y vient pour un refroidissement accentué de la main et du pied gauches, accompagné de douleurs, de cyanose, d'œdème et de parésie. C'est un ajusteur, de nationalité belge, paraissant largement son âge, fort intelligent, d'apparence encore robuste.

Son père est mort à 78 ans, sa mère à 74 ans. Il a perdu un frère âgé de 56 ans d'une maladie indéterminée. Ses quatre sœurs se portent bien. Il est séparé de sa femme.

Son premier enfant est âgé de 16 ans et n'est point malade. Le second est mort, à deux ans et demi, de méningite. Le troisième est mort à neuf mois après avoir eu des convulsions ; de même, le quatrième à treize mois, et le cinquième à sept mois.

Lui-même a eu la variole à trois mois, d'après son dire. Ce serait sa seule maladie. Il accuse des habitudes profondément alcooliques, depuis l'âge de treize ans. Cette intoxication habituelle est tout à fait nette chez lui.

Le 25 mai 1898, il est venu à l'hôpital de la Charité, présentant une anasarque peu marquée, mais plus forte aux jambes et au scrotum qu'ailleurs. En même temps, il toussait, respirait mal et avait de la dysurie. Au début de juin 1898, il urinait un litre et demi et les urines contenaient trois grammes d'albumine par litre. Rien dans les grandes séreuses.

On lui fait prendre des bains d'air chaud ; on le met au régime lacté et on lui pose des ventouses sèches. A sa sortie, le 20 juin 1898, il n'est pas guéri, mais il part, ne voulant plus du régime lacté. Il a trois à quatre litres d'urine par jour, contenant un demi-gramme d'albumine par litre. L'œdème a disparu.

Depuis ce temps, il tousse le matin, a de la dyspnée d'effort, de la pituite, des céphalées nocturnes.

Le 12 janvier 1899, il revient à l'hôpital pour de l'œdème des jambes. On ne trouve plus d'albuminurie. La région épigastrique est très douloureuse à la pression ; vomissements, gastrite alcoolique. L'expectoration est presque nulle. On constate de l'artério-sclérose périphérique. Les membres supérieurs étendus sont le siège d'un tremblement accentué. Fourmillements dans les doigts, crampes, vertiges, mouches volantes. Cauchemars effrayants et rêves professionnels.

On le met au régime lacté et on lui donne un peu de strychnine.

Il revient en décembre 1901, cette fois, pour de l'asphyxie des extrémités. Cela a débuté en février, par les deux mains. Elles devenaient bleues, insensibles, douloureuses, gonflées. Cet état a duré quelques semaines, puis a cessé. D'autres accès sont survenus : actuellement la main droite n'a rien. La température de la paume de cette main est de 29 degrés. En revanche, la main gauche est glacée jusqu'au niveau du poignet, violacée, quasi insensible à la piqûre. Température : 14 degrés.

L'avant-bras est parcouru de traînées bleuâtres jusqu'au coude. Il est, comme la main, le siège de fourmillements ; à certains jours, ce sont des douleurs qui s'irradient jusqu'à l'épaule. La force dynamométrique est quasi nulle de ce côté les premiers jours qu'il demeure à l'hôpital. Le pied droit est beaucoup moins pris ; il est beaucoup plus froid que le gauche, mais à peine bleuté.

L'exposition au froid exagère tous ces phénomènes. La main offre une apparence œdémateuse, sans qu'on puisse y imprimer le doigt. Le pouls radial est normal, égal à celui de gauche, tous deux très tendus.

Le nez paraît un peu plus froid à droite qu'à gauche ; de même, l'oreille droite est un peu moins chaude que l'autre. Après les repas, pendant une heure ou deux, l'aphyxie des extrémités diminue fortement. Il n'y pas eu de phase de syncope. Aucune gangrène. La piqûre de l'épingle, la brûlure au thermo-cautère sont perçues, mais infiniment moins bien aux régions atteintes qu'ailleurs.

Si on presse un peu sur la main asphyxique, on amène la production d'une tache blanche qui disparaît fort lentement.

Aucune paralysie. Réflexes normaux. Vue amoindrie par l'âge. Aucun stigmate d'hystérie. Surdité progressive depuis ces dernières années.

La dyspnée urémique existe encore par moments, accompagnée de toux. Rien aux poumons que quelques gros râles de bronchite.

Battements du cœur sourds ; aucun souffle, ni bruit de galop. Pas de varices.

L'urine ne contient pas d'albumine, mais elle est très claire et mousseuse.

Pas de sucre. — Le sédiment urinaire, examiné au microscope, ne décèle pas de cylindres, mais de grandes cellules aplaties.

L'urine, qui a une densité de 1010, est en grande quantité ; plus de quatre litres par jour. Le malade se lève toutes les nuits plusieurs fois pour uriner.

L'élimination du bleu de méthylène injecté sous la peau est continue cyclique, mais sa durée est très prolongée.

A la fin de décembre 1901, la situation du malade demeure la même, avec une légère amélioration due uniquement, semble-t-il, au séjour dans une salle chauffée.— On l'a mis au régime lacté depuis quelques jours seulement d'ailleurs. Il demeure en observation.

La relation qui précède nous semble typique et bien faite pour entraîner la conviction qu'il existe un rapport entre la néphrite chronique, dont est assurément atteint ce malade, et l'asphyxie des extrémités qui n'est apparue qu'à 51 ans, trois ans après les

signes révélateurs d'une atteinte du rein. Avec ce cas,
nous nous trouvons en face de vingt et une observations analogues, dont voici plus bas le tableau récapi-
tulatif, et nous avons à rechercher la nature de la
liaison réciproque de ces maladies. Comment le mal
de Bright, comment l'intoxication urémique, entraî-
nent une névrose vaso-motrice et trophique de cette
forme, c'est ce qu'il nous reste à rechercher. Encore
faut-il savoir quels sont les troubles vaso-moteurs
coutumiers aux néphrites. Il en existe toute une série,
les uns quasi-constants, d'autres moins fréquents, les
derniers enfin exceptionnels. Notre intention n'est
pas de les passer tous en revue avec détails : encore
faut-il au moins les signaler. Leur énumération
entraînera avec elle, pensons-nous, la démonstration
des liens intimes qui unissent aux néphrites les phénomènes de vaso-constriction généralisée ou localisée.
Si les manières d'être de l'urémie sont des plus multiples et si sa physiologie pathologique cache encore
plus d'un secret, on accordera peut-être que les altérations des vaisseaux méritent large part dans toutes
les explications qu'on en pourra donner et c'est ce que
nous devons faire entrevoir à cet endroit même, si
nous voulons éviter une lacune évidente.

TABLEAU DES CAS DE MALADIE DE RAYNAUD LIÉS A LA NÉPHRITE

N°	AUTEUR	DATE	AGE	SEXE	SIGNES D'ASPHYXIE LOCALE	SIGNES DE NÉPHRITE
1	Debove	1880	24	femme	Gangrène des doigts	OEdèmes, dyspnée, céphalée. troubles de la vue, polyurie, ascite, urémie convulsive, bruit de galop, albuminurie.
2	Roques	1882	40	—	Gangrène des extrémités	Albuminurie, troubles visuels, néphrite interstitielle.
3	d'Astros	1883	54	homme	Gangrène des doigts. Asphyxie des oreilles	Néphrite mixte. Hypertrophie du cœur. Albuminurie. Polyurie. Pollakiurie.
4	Hochenegg	1885	51	—	Gangrène des mains	Albuminurie. Lésions rénales.
5	Van der Hœven	1885	31	femme	Gangrène des doigts	Albuminurie.
6	Wigglesworth	1887	28	—	Gangrène des doigts et des orteils	Atrophie rénale. Albuminurie.
7	Goldschmidt	1887	50	—	Gangrène des doigts	Albuminurie : lésions rénales.
8	Garland	1889	32	homme	Gangrène des orteils	Mal de Bright.
9	Adam	1889	8	femme	Gangrène des pieds et des mains	Albuminurie ; cylindrurie.
10	Haig	1892	47	—	Asphyxie des doigts	Albuminurie, hypertrophie du cœur, hypertension.
11	Henry	1894	55	homme	Asphyxie des oreilles, du nez, des doigts	Albuminurie, cylindrurie.
12	Colson	1894	—	— ?	Asphyxie des extrémités	Albuminurie.
13	Morton	1894	—	— ?	—	—
14	Magnol	1896	—	— ?	—	Albuminurie et œdèmes.
15	Tcheschichinn	1896	—	— ?	Gangrène des doigts	Néphrite.
16	Aitken	1896	43	homme	Cyanose des extrémités	Urémie, rétinite, oligurie.
17	Jacoby	1898	42	—	Asphyxie des doigts	Albuminurie, cylindrurie, coma.
18	Dickinson	1898	—	— ?	Asphyxie	Néphrite.
19	Kroner	1899	—	homme	Gangrène : nez, doigts, orteils	Brightisme ancien.
20	Gibert	1899	4	femme	Gangrène des doigts et orteils	Albuminurie, céphalées, œdème, oligurie, convulsions.
21	Ingelrans	1902	48	homme	Asphyxie des mains et des pieds	Albuminurie, anasarque, dyspnée, céphalées, vertiges.

CHAPITRE III

**Des troubles vaso-moteurs
au cours des néphrites**

Maintenant que nous avons fait voir qu'un trouble circulatoire de la nature de la maladie de Raynaud peut se rencontrer au cours des néphropathies, nous croyons utile, avant de rechercher la pathogénie de ce que nous considérons dans ces cas comme un symptôme, de faire un bref exposé des modifications que le mal de Bright ou l'urémie peut entraîner dans le système vaso-moteur.

Le mal de Bright, tel que son créateur l'a conçu, est constitué par la réunion de trois termes : albuminurie, œdème et lésion rénale. Un trouble circulatoire, l'œdème, fait donc ainsi partie intégrante du tableau clinique et nous devons l'envisager tout d'abord.

Il n'est pas question de tout dire ; aussi ne décrirons-nous pas ces œdèmes d'origine rénale et ne dirons-nous pas toutes les explications qu'ils ont suscitées. Bright admettait que les pertes en albumine subies par le plasma sanguin permettent une transsudation plus facile du sérum en dehors des parois vasculaires, d'où la production de l'hydropisie. Mais Cohnheim et Lichteim ont montré que l'hydropisie n'était pas toujours en rapport direct avec le taux de l'albuminurie, que les injections intra-veineuses de solutions salines ne produisent pas d'œdème et que celui-ci n'apparaît que dans les territoires où l'on a simultanément irrité le réseau vasculaire. L'altération des parois des vaisseaux, qui se produit chaque fois que la structure chimique du plasma sanguin est modifiée d'une façon intense et durable, serait la vraie cause de l'œdème : c'est l'opinion de Senator. Enfin, des travaux récents démontrent que le sérum sanguin, en état d'hydremie, devient hypo-isotonique par rapport au plasma lymphatique, d'où production d'un courant dirigé du côté des espaces lymphatiques. (Voir thèse de Théaulon. Lyon, 1896).

Toutes ces conditions sont véritablement capables d'engendrer l'œdème : suffisent-elles toujours ? c'est peu probable. On ne peut oublier l'expérience célèbre de Ranvier qui montre que la ligature de la veine fémorale ne produit d'œdème que si on sectionne en même temps le sciatique et pour Ranvier, ce qui détermine l'œdème, ce n'est pas la stase sanguine, mais l'augmentation de la tension dans les capillaires.

Voilà, n'est-il pas vrai, une démonstration du rôle capital des vaso-moteurs. La clinique, avec Potain, signale d'autre part des faits d'hémianasarque localisée au côté d'un rein contusionné. (*Gazette des hôpitaux*, 1883). « Il est possible qu'un processus de vaso-dilatation toxinique intervienne dans la production brusque des grands œdèmes qui signalent le début aigu des néphrites consécutives au coup de froid, à la scarlatine, jouant ainsi un rôle de renforcement analogue à celui de la section du sciatique dans l'expérience connue. » (CHAUFFARD).

Il est, d'un autre côté, de notion courante que les imperméabilités rénales donnent naissance à une infiltration cutanée qui siège en particulier à la face, dans les régions palpébrales. Cette localisation si contraire aux lois de la pesanteur, survenant à une période où l'économie n'est pas envahie dans son ensemble, ne laisse pas que d'être assez difficile à expliquer, attendu que bien d'autres territoires sont pourvus d'éléments conjonctifs aussi aisés à dissocier. On sait l'importance des actions vaso-motrices dans le genèse de ces lésions et on sait aussi que les poisons urinaires impressionnent fréquemment les centres bulbaires, ainsi que tendent à l'établir les dyspnées toxiques, la respiration suivant le type de CHEYNE et STOKES, le myosis, les spasmes, etc. (CHARRIN).

ROSENSTEIN, dans son *Traité des maladies des reins*, cite un cas où l'œdème brightique était limité au prépuce. FENGER a vu un autre malade où le gonflement, pendant toute la maladie, resta localisé au cordon spermatique, de sorte qu'on crut à une hernie. RENDU (Thèse d'agrégation, 1878) rappelle deux faits de HUCHARD et GOUGUENHEIM dans chacun desquels les grandes lèvres étaient l'unique partie tuméfiée.

Au point de vue expérimental, on peut redire que

Cohnheim et Lichtheim, exposant des chiens rasés à un soleil ardent, de manière à ce que leur peau devienne rouge, ne voient jamais l'œdème sous-cutané faire défaut quand on leur injecte dans les veines la solution chlorurée à 6 pour 1000.

Si le rôle de la vaso-motricité troublée semble patent dans les phénomènes ci-dessus rapportés, combien n'est-il pas plus frappant lorsque l'œdème brightique frappe le poumon, si brutalement d'ordinaire, quand ce n'est pas d'une manière foudroyante ! Pour Bouveret (*Revue de méd.*, 1900, p. 40) l'œdème pulmonaire aigu n'est que l'expression d'un trouble de l'innervation vaso-motrice, amenant la dilatation vaso-paralytique des vaisseaux de la petite circulation. Peut-être, dit Masius (*Congrès de Paris*, 1900, *Section de pathol. int.*, p. 187), pourrait-on invoquer l'action d'un poison portant directement sur le système nerveux et sur l'origine des vaso-dilatateurs pulmonaires ? Teissier (*eodem loco*) insiste sur ce que l'œdème aigu du poumon a une prédilection pour les brightiques à rein scléreux, c'est-à-dire pour ceux chez qui se trouvent réunis l'auto-intoxication, l'hypertension artérielle et les altérations nerveuses, tandis qu'il est rare dans la néphrite épithéliale où ces facteurs sont écartés. Teissier montre, par des expériences avec Guinard, que des troubles mécaniques même violents sont le plus souvent incapables d'entraîner à eux seuls l'œdème pulmonaire. Que si on ajoute à cela une excitation nerveuse sur le plexus cardiaque, on peut voir un léger degré d'œdème, mais celui-ci ne devient définitif que si l'animal a reçu préalablement dans les veines de 4 à 7 cent. cubes de salicylate de méthyle, démonstration du rôle de l'intoxication et de son action par l'intermédiaire des nerfs vasculaires. L'élément toxique porte son action sur les nerfs vaso-moteurs et met le système vasculaire en instance d'œdème (RENAUT).

L'œdème brightique du larynx peut également survenir, parfois comme manifestation œdémateuse locale et isolée, chez des sujets en apparence bien portants. DIEULAFOY signale l'importance prémonitoire d'une angine œdémateuse, avec œdème blanc ou rouge de la luette, des piliers, de l'isthme du gosier.

Comme troubles vaso-moteurs au cours des néphrites, à côté des œdèmes, il convient de signaler l'hypertension artérielle avec ses conséquences dont la principale est l'hypertrophie du ventricule gauche. BRIGHT l'avait constatée et il avait supposé à cette lésion cardiaque une origine humorale, le sang modifié pouvant agir sur le myocarde ou sur les parois des petits vaisseaux périphériques. JOHNSON, puis BROADBENT admettent l'excitation de la tunique musculaire des artérioles. Pour POTAIN, il se produit un excès de tonicité des artérioles, soit par action excitante directe du sang, soit par réflexe d'origine rénale. Telle est à peu près l'opinion d'EWALD. Pour DIEULAFOY, il y a spasme ou contracture des artérioles périphériques.

On peut bien dire, avec GULL et SUTTON, DEBOVE et LETULLE, H. MARTIN, LANCEREAUX, MATHIEU, LECORCHÉ et TALAMON que les petits vaisseaux sont anatomique-

ment altérés, mais comment expliquer alors l'hypertension et le cœur de Traube dans les néphrites par
infection ascendante, dans les néphrites aiguës ?

Ce n'est pas tout. On sait combien fréquentes sont
les modifications passagères de la vision dans l'urémie. L'amblyopie, l'hémianopsie, la diplopie s'obser-
vent dans bien des cas, et l'examen opthalmosco-
pique fait constater une forte hyperémie au fond de
l'œil avec congestion veineuse intense.

Les crampes des mollets, les bourdonnements
d'oreilles, les démangeaisons, l'urticaire, les épistaxis,
les hémorrhagies diverses ne dénotent-ils pas de
sérieux troubles vaso-moteurs ? Le vertige de Ménière
ne peut-il être un symptôme brightique ? et comme
il guérit sous l'influence du régime lacté, n'est-ce pas
la preuve de sa nature fonctionnelle, probablement
vasculaire ? de même, les manifestations cérébrales
transitoires, dues à l'œdème localisé ; de même les
éruptions à forme de rash hyperémiques ; de même
la sensibilité spontanée au froid, ou cryesthésie,
symétrique souvent, et localisée aux genoux, aux
jambes, aux pieds. Certaines formes de dyspnée urémique sont certainement dues à un spasme vasculaire (Potain, Dieulafoy).

Enfin, qu'est-ce que le doigt mort des brightiques ?
Un ou plusieurs doigts sont pris parfois symétriquement aux deux mains, avec fourmillements, onglée,
ou pâleur, refroidissement, et hyperesthésie. Toute la
main peut être intéressée. Ces accidents apparaissent
par crises. En voici un exemple :

Observation V (Alibert, Th. Paris, 26 janv. 1880, p. 70)

Madame X..., âgée de 58 ans, ayant eu plusieurs atteintes de colique néphrétique, et offrant des dépôts tophacés autour de plusieurs articulations, attire un jour notre attention sur l'état d'un de ses doigts, qui est décoloré, froid et insensible. Ce phénomène, nous dit-elle, se manifeste assez fréquemment, toujours dans le même doigt de l'une ou de l'autre main et dure chaque fois quelques minutes. Nous interrogeons alors cette dame pour savoir si elle n'éprouve pas d'autres symptômes capables de nous révéler l'existence d'une néphrite chronique et nous apprenons qu'elle a des fourmillements dans les mains et des crampes dans les mollets. En outre, bourdonnements dans les oreilles avec demi-surdité à droite. — Urines claires et abondantes, fréquentes envies d'uriner, œdème des paupières et des jambes, douleurs lombaires, quelquefois vomissements, pouls tendu, dyspnée. — Nous n'avons pas constaté l'albumine, mais nous ne croyons pas qu'on puisse nier l'existence d'une néphrite interstitielle.

C'est sur cette observation que nous voulons clore ce chapitre. Elle nous offre, en effet, une transition topique pour nous ramener à la maladie de Raynaud et nous permettre de rattacher à des troubles vasomoteurs du même ordre que les précédents l'asphyxie des extrémités au cours de l'insuffisance rénale. Les considérations d'ensemble succinctement présentées ici pourraient être étendues beaucoup plus : qu'on veuille toutefois comprendre que, telles qu'elles, elles suffisent pour les besoins de notre cause. Il ne s'agit pas d'étudier tout le tableau clinique des néphrites, mais seulement d'éclairer plus vivement certains points. Or, c'en est assez pour cela, et nous devons à présent, rechercher les causes et les raisons d'être des troubles qu'on vient de voir signalés ci-dessus.

CHAPITRE IV

**Pathogénie de l'asphyxie des extrémités
au cours de l'insuffisance rénale.**

La maladie de RAYNAUD est une névrose vaso-
motrice et trophique ; c'est du moins la conception la
plus conforme aux faits qu'on puisse s'en faire. Elle
tient, on l'a vu, à un état d'excitabilité intense des
centres : or, cet état d'hyperexcitabilité peut être pro-
voqué de diverses manières, entr'autres d'une manière
directe, par des infections et des intoxications.

L'insuffisance rénale suppose, cela va de soi, la
rétention dans les milieux intérieurs de poisons auto-
gènes que M. BOUCHARD nous a révélée. Cet auteur,
après avoir contrôlé les conclusions de FELTZ et RITTER
et constaté en particulier le rôle toxique indéniable
des sels de potasse, montre que l'urémie est un
empoisonnement complexe dont on trouve les éléments principaux non seulement dans la désassimilation des cellules, mais aussi dans l'alimentation, les
putréfactions intestinales et la sécrétion biliaire.
L'alimentation introduit à la fois dans l'économie les
sels de potasse et des substances organiques dont les

résidus deviennent dans l'intestin la proie des ferments putrides.

La désassimilation des éléments anatomiques met en circulation, outre les déchets organiques, une notable proportion de sels de potasse. La bile doit sa toxicité énergique à sa matière colorante et aux sels biliaires. Les putréfactions intestinales donnent naissance à des alcaloïdes et à une série de corps toxiques.

Bouchard a séparé de l'urine sept substances toxiques, y compris l'urée.

Des six qui restent, une seule est de nature inorganique, c'est la potasse ; parmi les cinq dernières, l'une serait narcotique, la seconde sialogène, une troisième convulsivante, la quatrièmc rétrécit la papille et la cinquième est hypothermisante.

« Qu'on se reporte à l'étude des poisons urinaires, on en trouvera un certain nombre qui expliquent les principaux phénomènes de l'urémie ; il y a des toxines myotiques, dyspnéiques, convulsivantes, *vaso-motrices* hypo et hyperthermisantes » (Roger).

Il y a lieu de croire que l'action vaso-motrice de ces poisons s'exerce sur les centres, sans qu'on puisse déterminer lesquels exactement. En effet, les nerfs vaso-moteurs ont leur origine dans des régions diverses du système nerveux central. Le principal centre vaso-moteur se trouve dans le bulbe ; ainsi l'excitation de la région du calamus scriptorius détermine l'élévation de la pression sanguine par suite du rétrécissement de toutes les artères, dû à l'excitation du centre vaso-constricteur ; au contraire, la section sous-bulbaire de la moelle, supprimant la fonction de ce centre, amène la dilatation de toutes les artères et une baisse profonde de la pression sanguine. D'autre part, des sections ou des hémisections successives de la moelle déterminent la dilatation paralytique des vaisseaux, par suppression de centres vaso-constricteurs et des excitations de la moelle amènent une élévation de la pression dans les vaisseaux de la région correspondante au segment de la moelle excité. Des excitations sensitives peuvent faire entrer en action les centres vaso-moteurs médullaires ; l'excitation du bout central du sciatique amène le resserrement des vaisseaux de la patte du côté opposé. Mais le centre bulbaire a plus d'importance que les centres de la moelle : Konow et Stenbeck ont particulièrement montré que ces centres sont plus difficiles à exciter par l'asphyxie.

Les fibres vaso-motrices, celles qui sortent du bulbe directement, comme celles qui viennent de la moelle, après avoir traversé les racines antérieures, gagnent les cordons sympathiques. Toutes, avant de se répandre dans les nerfs périphériques, passent par des ganglions ; de plus, une fois même qu'elles sont engagées dans ces nerfs, elles n'abordent pas immédiatement les vaisseaux auxquels elles se distribuent, mais elles trouvent sur leur trajet terminal de nouvelles cellules ganglionnaires. Or, au point de vue embryologique, les ganglions ne sont que des portions du système nerveux central.

Ces ganglions exercent sur les vaisseaux de la

région où ils se trouvent une influence tonique
manifeste ; cette fonction doit-elle être également
attribuée aux cellules nerveuses disséminées dans la
paroi des vaisseaux ? La réalité de cette influence
tonique est bien établie ; en effet, l'activité des nerfs,
qui disparaît quand on les a sectionnés, n'est pas
pour cela définitivement supprimée, mais au bout de
quelque temps, le tonus vasculaire se rétablit, les
cellules ganglionnaires périphériques suffisant peu à
peu à l'entretenir. Les expériences de HUIZINGA montrent la réalité de l'action de ces centres périphériques,
puisqu'elle peut être diminuée par le nitrite d'amyle
(*Archiv f. die ges. Physiol.*, 1875) et des expériences
de GLEY prouvent qu'elle peut être renforcée (*Soc. de
biolog.*, 1889, et *Arch. de physiol.*, 1894). D'ailleurs, l'activité de ces amas ganglionnaires peut être mise en
jeu d'une façon réflexe (H. WEBER, VULPIAN).

Sur tous ces centres, quels qu'ils soient, des poisons retenus dans la circulation par une insuffisante
dépuration rénale, peuvent agir pour les exciter

L'urée excite les centres vaso-constricteurs (USTI-
MOWITSCH 1870 ; GRÜTZNER 1875 ; CAVAZZANI et REBUS-
TELLO 1891-1892 ; STEFANI 1894) et SENATOR (*Archiv f.
pathol. Anat.*, 1878), en se fondant sur les expériences
précédentes, admet que l'élévation de pression, due à
l'action de l'urée et à l'augmentation du travail du
cœur qui en résulte, détermine l'hypertrophie du
myocarde. — BIEDL et KRAUS (*Centrall. f. inn. med.*,
26 nov. 1898) ont vu l'injection intra-veineuse de sels
biliaires donner lieu à l'hypertension artérielle. Sous

l'influence de la neurine, la pression artérielle s'élève par vaso-constriction (Gœthgens, *Dorpat med. Zeitschr.*, I, IV). Cervello a confirmé le fait, ainsi que Asher et Wood (*Zeitsch. f. Biol.*, 1888).

Sous l'influence de la fatigue, il se produit dans les muscles des substances qui élèvent la pression sanguine (Mosso, *Cong. de Berlin*, 1890). Les sels ammoniacaux agissent dans le même sens. Les déchets du travail musculaire stimulent les centres vaso-moteurs (Zuntz et Geppert : *Arch. f. Physiol.*, 1888).— Que le rein ne suffise pas à sa tache d'élimination, toutes sortes de produits glandulaires se trouveront en excès dans le sang. Or, Oliver et Schafer admettent que l'extrait de glande surrénale a une action vaso-constrictive (*Journ. of. Physiol.*, 1895). Biedl, Gottlieb, Velich, Gurber, Cybulski, Sczmonowicz (*Arch. f. Physiol.*, 1896) confirment leurs expériences. Les extraits aqueux ou glycérinés du rein excitent fortement les nerfs vaso-constricteurs. Tigerstedt l'a mis hors de conteste (*Skand. Archiv f. Physiol.*, p. 233, 1898) ; au *Congrès de Moscou*, en 1897, cet auteur dit qu'il a extrait du rein une substance que l'on retrouve dans le sang de la veine rénale et à laquelle il a donné le nom de rénine. Cette substance exerce sur les centres nerveux des vaisseaux périphériques et peut être aussi sur les centres nerveux des vaisseaux bulbaires et médullaires, une action vaso-constrictive extrêmement énergique. Cette action qui augmente la résistance apportée par les vaisseaux au cours du sang pourrait bien s'exercer indirectement aussi sur le cœur, et l'on est en droit de se demander si l'hypertrophie cardiaque des néphrites n'est pas due à une surproduction de rénine.

Les extraits d'hypophyse agissent de même (Oliver et Schafer, Howell, de Cyon, Livon, Swale, Vincent). Livon (*Soc. de biol.*, 22 janv. 1898) obtient l'hypertension avec les extraits de rate et de parotide.

L'extrait de thymus, au contraire, entraîne la vasodilatation ; mais Karl Svehla (*Wiener med. Blatt*, 1896) croit que c'est par paralysie des vaso-constricteurs.

Des expériences de Cybulski, Langlois (1897), Dreyer, Tigerstedt, sur lesquelles nous ne pouvons nous étendre, ont établi que ces substances d'origine glandulaire passent véritablement dans le courant sanguin. Ainsi Tigerstedt, avec le sang défibriné de la veine rénale du lapin, observe une élévation de pression, sur des animaux de même espèce, égale à celle qu'il obtient par l'injection d'extrait de rein.

On conçoit que, si tout ou partie de tous les corps précités s'accumule dans le milieu intérieur, des troubles infiniment importants peuvent en être la conséquence directe. « La substance surrénale, par exemple, s'accumulant dans le sang pour une raison ou pour une autre, maintiendra le tonus des vaisseaux au-dessus de la normale. » (Gley).

Que faut-il de plus pour satisfaire l'esprit et nous fournir un solide appui pour expliquer, au cours des néphrites, l'apparition des troubles vasculaires indiqués au précédent chapitre et à leur suite, l'asphyxie des extrémités ? Ce n'est pas une pure coïncidence que l'apparition simultanée ou successive chez un même sujet de la néphrite et de la maladie de RAYNAUD. Rappelons-nous le mot de DEBOVE, au sujet de l'observation qu'il a étudiée : « Nous ne croyons pas qu'il s'agisse d'une coïncidence, car nous sommes convaincu que chez les malades, rien n'arrive fortuitement ». ROQUES fait la même réflexion.

MARC GIBERT aboutit, dans sa thèse, à une tout autre explication. Pour lui ce n'est pas le poison non éliminé par un rein insuffisant qui fait la maladie de RAYNAUD, mais néphrite et asphyxie des extrémités sont toutes deux créées, chez un même individu, par une même toxine vaso-constrictive. Celle-ci peut porter son action nocive soit sur les capillaires périphériques, soit sur les capillaires rénaux, soit le plus souvent sur les deux à la fois. Il est d'ailleurs impossible de définir cette toxine.

« Nous croyons voir, dit GIBERT, dans la maladie de RAYNAUD, une graduation très analogue à celle que l'on observe dans les différents types de néphrite. Depuis la simple asphyxie locale passagère jusqu'à la gangrène rapide et foudroyante, tous les types existent : il n'y a pas jusqu'à la sclérodermie qui ne soit considérée aujourd'hui comme un mode d'évoluer de l'affection et on ne peut s'empêcher d'être frappé des lésions si voisines de la néphrite à évolution lente et de la sclérodermie. Elles présentent l'une pour les capillaires rénaux, l'autre pour les capillaires périphériques, des lésions d'endartérite et de périartérite, de sclérose interstitielle analogues. La structure de ces

capillaires n'est pas si différente qu'un même poison
ne puisse agir en même temps sur la glande rénale et
les extrémités. La toxine agit à la fois sur les capillaires et leurs parois, sur les ganglions qui sont situés
sur le trajet des artères et provoque ainsi le spasme.
Les autres éléments périartériels sont lésés, les uns
après les autres et ainsi peuvent s'expliquer les accidents d'asphyxie et de gangrène ».

GIBERT se base, pour soutenir son opinion, sur
ce que le froid, l'aplasie artérielle, les infectious et les
intoxications sont des causes que l'on retrouve à
l'origine des deux affections ; sur ce que l'altération
irritative des petits vaisseaux et des systèmes glomé-
rulo-tubulaires du rein est assez semblable à celle
des capillaires décrite dans la maladie de RAYNAUD ;
enfin, sur ce que le spasme qui est le premier signe
de cette maladie se retrouve presque constamment
dans la néphrite. Les reins résisteraient plus facilement que les tissus périphériques à la nécrobiose
totale, à cause de la richesse plus grande de l'apport
sanguin qui s'y fait par plusieurs voies.

On ne peut méconnaître que, dans l'étiologie, il y
a bien des causes identiques. Peut-on en conclure
quoi que ce soit ? Assurément non. — Les lésions
sont les mêmes, ajoute-t-on. Est-ce qu'à lésion similaire correspond toujours une étiologie similaire ?
Enfin, argument qui nous paraît frappant, dans les
quelques observations où l'on peut connaître le début
respectif des deux affections, c'est la néphrite qui est
la première en date. Ainsi, dans le cas de DEBOVE, les

premiers signes de mal de BRIGHT sont notés en septembre 1878, ceux de la maladie de RAYNAUD en mai
1879. — Dans le cas de KRONER, le malade est brightique depuis neuf années quand survient l'asphyxie
des extrémités. Dans le cas même de GIBERT, l'albuminurie est notée neuf semaines avant les douleurs
dans les doigts et les orteils. Le malade de ROQUES
ne demeure à l'hôpital que trois semaines et on ignore
ce qui a commencé, la néphrite ou l'asphyxie des
extrémités. Enfin, dans notre cas, l'albuminurie est
constatée le 25 mai 1898 et l'asphyxie n'apparaît qu'en
février 1901. — Dans les autres observations, les
deux symptômes sont notés en même temps par les
auteurs, mais cela tient à ce qu'ils voient les malades
seulement à l'époque où ils coexistent.

Au moins pour les faits où la néphrite débute
longtemps avant la vaso-constriction périphérique, il
nous paraît malaisé d'admettre une cause unique pour
les deux manifestations morbides et nous préférons
de beaucoup faire de l'asphyxie de RAYNAUD un symptôme d'insuffisance rénale, d'autant que les lignes qui
précèdent ont sans doute fourni assez de documents
à l'appui de cette manière de voir.

Nous pensons que les troubles vaso-moteurs décrits
au chapitre III dérivent, en majeure partie, de l'action de poisons à élection vasculaire, soit centrale,
soit périphérique ; en un mot, en ce qui concerne la
pathogénie, nous n'apercevons pas de différence capitale entre les suffusions œdémateuses, l'hypertension
artérielle, les altérations transitoires de la vision, les

crampes, les bourdonnements d'oreilles, les démangeaisons, l'urticaire, les vertiges, la cryesthésie, le
doigt mort et l'asphyxie des extrémités.Cette démonstration constitue tout le but de notre travail. Elle vaut
tout ce que peut valoir une étude clinique, mais elle
ne vaut aussi rien de plus. L'expérimentation trouve-
rait sur ce point belle carrière, si cependant elle dis-
posait des matériaux nécessaires pour s'exercer ;
mais la multiplicité des corps toxiques, qu'on com-
mence à peine à séparer les uns des autres est un
obstacle capital à une démonstration de cette espèce.
Tant y a qu'il faut se contenter de l'observation des
malades et n'en tirer que ce qu'elle peut fournir sur
ce point : mais nous croyons que la méthode clinique
est ici suffisante pour justifier les conclusions qu'on
lira à la fin de notre thèse, quand nous aurons dit
deux mots du diagnostic.

CHAPITRE V

Diagnostic de l'asphyxie des extrémités
liée à l'insuffisance rénale.
Pronostic — Traitement

La maladie de RAYNAUD peut relever, et relève
d'ordinaire de mille autres causes que de l'insuffisance
rénale, que de l'intoxication urémique à marche lente.
Toutefois, nous croyons avoir suffisamment fait entrevoir que, dans certaines circonstances bien définies,
elle dépend du brightisme, c'est-à-dire, en somme, de
l'auto-intoxication.

Quels moyens diagnostiques possédons-nous pour
établir cette relation de cause à effet et sur quoi pou-
vons-nous nous appuyer pour étayer solidement
l'hypothèse d'une pareille nature de la maladie. C'est
ce qu'il nous reste à exposer.

Dans un premier groupe, il faut placer les observations dans lesquelles on a mis hors de doute que le
sujet est manifestement un rénal. Si, en effet, on a
noté l'albuminurie, les œdèmes, le bruit de galop, la
céphalée, la polyurie, la pollakiurie, etc., à coup sûr,
semble-t-il, peut-on poser en vérité que la vaso-cons-

triction asphyxique est née de la rétention de produits toxiques au cours d'une néphrite, primum movens de toutes ces modifications fonctionnelles et de toutes ces altérations.

Mais, en pratique, les faits ne se présentent pas aussi simplement. C'est une femme, par exemple, qui voit la cyanose des extrémités apparaître sans nul prodrome, lors de la ménopause ; c'est un alcoolique avéré, un rhumatisant, un goutteux qui sont attaqués par le mal de RAYNAUD sans en être aucunement prévenus par avance. Le moindre doute surgit-il dans l'esprit du clinicien au sujet de l'intégrité des reins, il doit d'abord se mettre en quête des symptômes masqués du mal de BRIGHT et, en premier lieu, rechercher l'existence de l'albuminurie.

Si l'albuminurie est constatée, c'est déjà un grand pas de fait ; sinon, que conclure ? Rien, à notre avis, sur ce signe négatif. En effet, c'est un signe infidèle des lésions rénales : comme notre malade ne présentait plus d'albumine dans l'urine à l'époque où l'asphyxie des extrémités est survenue chez lui, nous croyons utile d'attirer ici l'attention sur ce point, bien qu'en réalité cet homme ait eu par avance une albuminurie abondante et tous les symptômes d'une néphrite.

C'est qu'en effet, l'albuminurie, nous le redisons, est un guide infidèle. Le 11 juin 1886, à la *Société médicale des hôpitaux*, DIEULAFOY faisait toucher du doigt cette vérité clinique. Il signale une femme de vingt-neuf ans, chez laquelle l'évolution d'une néphrite chronique, mortelle, s'est faite en localisant ses principaux symptômes sur l'appareil digestif, sans que la malade pendant son séjour à l'hôpital ait jamais présenté le moindre œdème et sans que l'analyse des urines ait jamais révélé la moindre quantité d'albumine. DIEU-LAFOY rapporte l'histoire d'autres malades du même genre : bien d'autres auteurs, d'ailleurs, ont observé des cas analogues (voir BILLAUX : *J. des sc. méd. de Lille*, 1886. MESNARD : *Gaz. des sc. méd. de Bordeaux*, 1890. MOREAU : *Gaz. des hôp. de Toulouse*, 1889, etc.). « Il en résulte, dit encore DIEULAFOY, que l'albuminurie n'a qu'une valeur bien secondaire dans le diagnostic de la maladie de Bright ; elle n'est qu'un témoin ; et quel témoin ! témoin infidèle, puisqu'il peut faire défaut. » Non seulement, les termes d'albuminuriques et de brightiques ne peuvent en rien être synonymes, mais l'albuminurie elle-même, au cours d'une maladie de Bright, ne donne que des renseignements bien incomplets sur la marche et sur la pronostic du mal. En effet, ce ne sont pas les brightiques qui ont les urines le plus albumineuses qui ont les urines le moins toxiques. L'albuminurie disparaît parfois des urines aux moments les plus graves.

Par conséquent, en matière de brightisme la grande affaire est d'établir l'existence de l'insuffisance rénale, de l'imperméabilité du rein. La perméabilité rénale est la fonction par laquelle l'épithélium élimine l'ensemble des corps dont il a charge normalement ou accidentellement de débarrasser l'organisme.

L'idéal serait de connaître exactement les substances dont la rétention détermine les accidents toxiques et d'en étudier l'élimination. Mais cet idéal ne paraît pas près d'être réalisé. La recherche de la toxicité urinaire est une manière indirecte de connaître la composition de l'urine et particulièrement sa composition globale en substances toxiques. Mais ce procédé manque de rigueur. La méthode cryoscopique paraît la plus exacte parmi celles qu'on a proposées pour explorer la perméabilité rénale : mais, en pratique, elle n'a pas encore fait la preuve qu'elle puisse fournir des indications que ne donnent les autres méthodes (L. BERNARD). Il y a tout intérêt à combiner l'emploi de la cryoscopie avec l'épreuve de l'élimination provoquée du bleu de méthylène.

A l'état pathologique, on sait que le début de l'élimination du bleu peut être retardé d'une ou de plusieurs heures et que la durée de cette élimination peut être normale, abrégée ou prolongée. Abrégée, elle peut coïncider avec une imperméabilité très accentuée ; prolongée, elle est souvent en rapport avec l'imperméabilité. La quantité de substance éliminée est l'élément le plus important de l'épreuve.

L'imperméabilité au bleu paraît être la règle dans la néphrite interstitielle : le taux d'élimination est diminué, la durée est habituellement prolongée et le moment d'apparition de la matière colorante est fréquemment retardé. On a pu, dans plusieurs cas, reconnaître l'existence de cette affection, alors que l'examen du malade ne permettait pas d'en affirmer le diagnostic, et que l'urine, du moins au moment de cet examen, ne contenait pas d'albumine. Ce seul fait suffirait à montrer l'utilité pratique de l'épreuve du bleu (Achard).

Toutes ces explorations faites, si l'on arrive à la conclusion que le rein est sain, il faudra chercher ailleurs pour éclairer l'étiologie de l'asphyxie des extrémités que l'on observe.

Si, au contraire, on se convainc que le sujet est brightique, si par ailleurs on n'a pas de cause plus évidente que l'insuffisance rénale à faire intervenir, alors nous croyons que, sans arrière-pensée, l'on doit qualifier l'asphyxie des extrémités de symptôme d'insuffisance rénale. Dès lors, on en saisit clairement le pronostic : c'est celui même de la lésion causale ; le pronostic sera celui de l'œdème, de la dyspnée, des troubles de la vue, etc. ; bref, de tous les signes, petits ou grands du brightisme. Insister sur ce point serait tout à fait hors de notre sujet, et nous ne dirons rien de plus du traitement. Assurer, en telle occurrence, la dépuration d'un organisme intoxiqué, sera la véritable indication thérapeutique, la seule vraiment utile au malade, parce qu'elle sera la seule pathogénique.

CONCLUSIONS

I. L'asphyxie des extrémités, névrose vaso-motrice et parfois trophique, dépendant d'une hyperexcitabilité du système vaso-moteur, est, plus fréquemment qu'on ne le pense, associée à l'insuffisance rénale.

II. L'insuffisance rénale amène la rétention, dans les milieux intérieurs, de poisons multiples, dont plusieurs possèdent nettement une action vaso-constrictrice.

III. Il y a lieu de croire, quand la néphrite et la maladie de Raynaud coexistent, que cette dernière tient à l'excitation du système vaso-moteur par les poisons précités.

IV. Gibert pense que, dans ces cas d'association, une même toxine crée à la fois la néphrite et l'asphysie des extrémités. Les faits ne plaident pas en faveur de cette manière de voir, car d'ordinaire la néphrite est la première en date. Nous pensons, au contraire, que loin d'être les effets d'une cause commune, c'est l'insuffisance rénale qui entraîne la maladie de Raynaud.

V. En présence d'un cas d'asphyxie des extrémités, dont on ne voit pas clairement l'étiologie, il faut s'enquérir de l'état des fonctions rénales.

VI. Si l'asphyxie relève du brightisme, son pronostic et son traitement se confondent avec ceux de la lésion rénale.

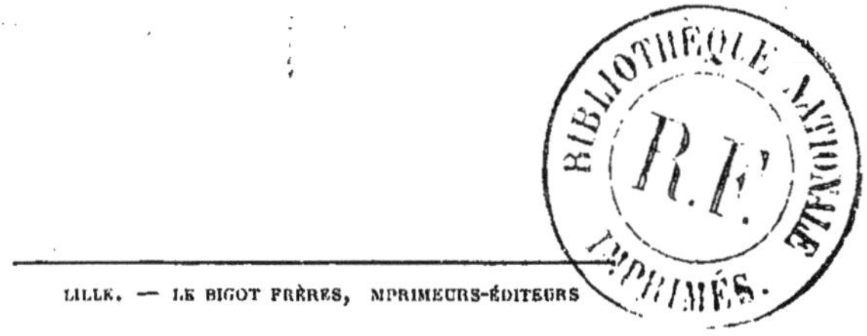

LILLE. — LE BIGOT FRÈRES, IMPRIMEURS-ÉDITEURS

www.ingramcontent.com/pod-product-compliance
Ingram Content Group UK Ltd.
Pitfield, Milton Keynes, MK11 3LW, UK
UKHW020029100726
13658UKWH00003B/1194